国家出版基金项目
NATIONAL PUBLICATION FOUNDATION

中国中药资源大典
——中药材系列

中药材生产加工适宜技术丛书
中药材产业扶贫计划

白及生产加工适宜技术

总 主 编　黄璐琦
主　　编　周　涛　江维克

U0206813

中国医药科技出版社

内 容 提 要

《中药材生产加工适宜技术丛书》以全国第四次中药资源普查工作为抓手，系统整理我国中药材栽培加工的传统及特色技术，旨在科学指导、普及中药材种植及产地加工，规范中药材种植产业。本书为白及生产加工适宜技术，包括：概述、白及药用资源、白及栽培技术、白及特色适宜技术、白及药材质量评价、白及现代研究与应用等内容。本书适合中药种植户及中药材生产加工企业参考使用。

图书在版编目（CIP）数据

白及生产加工适宜技术 / 周涛，江维克主编 . — 北京：中国医药科技出版社，2017.11

（中国中药资源大典 . 中药材系列 . 中药材生产加工适宜技术丛书）

ISBN 978-7-5067-9502-9

Ⅰ . ①白… Ⅱ . ①周… ②江… Ⅲ . ①白芨－中药加工Ⅳ . ① R282.71

中国版本图书馆 CIP 数据核字（2017）第 195703 号

美术编辑　陈君杞

版式设计　锋尚设计

出版　中国医药科技出版社

地址　北京市海淀区文慧园北路甲 22 号

邮编　100082

电话　发行：010-62227427　邮购：010-62236938

网址　www.cmstp.com

规格　710×1000mm　$^1/_{16}$

印张　$5^1/_4$

字数　42 千字

版次　2017 年 11 月第 1 版

印次　2017 年 11 月第 1 次印刷

印刷　北京盛通印刷股份有限公司

经销　全国各地新华书店

书号　ISBN 978-7-5067-9502-9

定价　15.00 元

中药材生产加工适宜技术丛书

—— 编委会 ——

总 主 编 黄璐琦

副 主 编（按姓氏笔画排序）

王晓琴	王惠珍	韦荣昌	韦树根	左应梅	叩根来
白吉庆	吕惠珍	朱田田	乔永刚	刘根喜	闫敬来
江维克	李石清	李青苗	李旻辉	李晓琳	杨 野
杨天梅	杨太新	杨绍兵	杨美权	杨维泽	肖承鸿
吴 萍	张 美	张 强	张水寒	张亚玉	张金渝
张春红	张春椿	陈乃富	陈铁柱	陈清平	陈随清
范世明	范慧艳	周 涛	郑玉光	赵云生	赵军宁
胡 平	胡本详	俞 冰	袁 强	晋 玲	贾守宁
夏燕莉	郭兰萍	郭俊霞	葛淑俊	温春秀	谢晓亮
蔡子平	滕训辉	瞿显友			

编　　委（按姓氏笔画排序）

王利丽	付金娥	刘大会	刘灵娣	刘峰华	刘爱朋
许 亮	严 辉	苏秀红	杜 弢	李 锋	李万明
李军茹	李效贤	李隆云	杨 光	杨晶凡	汪 娟
张 娜	张 婷	张小波	张水利	张顺捷	陈清平
林树坤	周先建	赵 峰	胡忠庆	钟 灿	黄雪彦
彭 励	韩邦兴	程 蒙	谢 景	谢小龙	雷振宏

学术秘书 程　蒙

序

我国是最早开始药用植物人工栽培的国家，中药材使用栽培历史悠久。目前，中药材生产技术较为成熟的品种有200余种。我国劳动人民在长期实践中积累了丰富的中药种植管理经验，形成了一系列实用、有特色的栽培加工方法。这些源于民间、简单实用的中药材生产加工适宜技术，被药农广泛接受。这些技术多为实践中的有效经验，经过长期实践，兼具经济性和可操作性，也带有鲜明的地方特色，是中药资源发展的宝贵财富和有力支撑。

基层中药材生产加工适宜技术也存在技术水平、操作规范、生产效果参差不齐问题，研究基础也较薄弱；受限于信息渠道相对闭塞，技术交流和推广不广泛，效率和效益也不很高。这些问题导致许多中药材生产加工技术只在较小范围内使用，不利于价值发挥，也不利于技术提升。因此，中药材生产加工适宜技术的收集、汇总工作显得更加重要，并且需要搭建沟通、传播平台，引入科研力量，结合现代科学技术手段，开展适宜技术研究论证与开发升级，在此基础上进行推广，使其优势技术得到充分的发挥与应用。

《中药材生产加工适宜技术》系列丛书正是在这样的背景下组织编撰的。该书以我院中药资源中心专家为主体，他们以中药资源动态监测信息和技术服

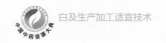

务体系的工作为基础，编写整理了百余种常用大宗中药材的生产加工适宜技术。全书从中药材的种植、采收、加工等方面进行介绍，指导中药材生产，旨在促进中药资源的可持续发展，提高中药资源利用效率，保护生物多样性和生态环境，推进生态文明建设。

丛书的出版有利于促进中药种植技术的提升，对改善中药材的生产方式，促进中药资源产业发展，促进中药材规范化种植，提升中药材质量具有指导意义。本书适合中药栽培专业学生及基层药农阅读，也希望编写组广泛听取吸纳药农宝贵经验，不断丰富技术内容。

书将付梓，先睹为悦，谨以上言，以斯充序。

中国中医科学院　院长

中 国 工 程 院 院 士　张伯礼

丁酉秋于东直门

总 前 言

中药材是中医药事业传承和发展的物质基础,是关系国计民生的战略性资源。中药材保护和发展得到了党中央、国务院的高度重视,一系列促进中药材发展的法律规划的颁布,如《中华人民共和国中医药法》的颁布,为野生资源保护和中药材规范化种植养殖提供了法律依据;《中医药发展战略规划纲要(2016—2030年)》提出推进"中药材规范化种植养殖"战略布局;《中药材保护和发展规划(2015—2020年)》对我国中药材资源保护和中药材产业发展进行了全面部署。

中药材生产和加工是中药产业发展的"第一关",对保证中药供给和质量安全起着最为关键的作用。影响中药材质量的问题也最为复杂,存在种源、环境因子、种植技术、加工工艺等多个环节影响,是我国中医药管理的重点和难点。多数中药材规模化种植历史不超过30年,所积累的生产经验和研究资料严重不足。中药材科学种植还需要大量的研究和长期的实践。

中药材质量上存在特殊性,不能单纯考虑产量问题,不能简单复制农业经验。中药材生产必须强调道地药材,需要优良的品种遗传,特定的生态环境条件和适宜的栽培加工技术。为了推动中药材生产现代化,我与我的团队承担了

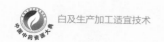

农业部现代农业产业技术体系"中药材产业技术体系"建设任务。结合国家中医药管理局建立的全国中药资源动态监测体系，致力于收集、整理中药材生产加工适宜技术。这些适宜技术限于信息沟通渠道闭塞，并未能得到很好的推广和应用。

本丛书在第四次全国中药资源普查试点工作的基础下，历时三年，从药用资源分布、栽培技术、特色适宜技术、药材质量、现代应用与研究五个方面系统收集、整理了近百个品种全国范围内二十年来的生产加工适宜技术。这些适宜技术多源于基层，简单实用、被老百姓广泛接受，且经过长期实践、能够充分利用土地或其他资源。一些适宜技术尤其适用于经济欠发达的偏远地区和生态脆弱区的中药材栽培，这些地方农民收入来源较少，适宜技术推广有助于该地区实现精准扶贫。一些适宜技术提供了中药材生产的机械化解决方案，或者解决珍稀濒危资源繁育问题，为中药资源绿色可持续发展提供技术支持。

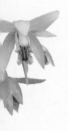

本套丛书以品种分册，参与编写的作者均为第四次全国中药资源普查中各省中药原料质量监测和技术服务中心的主任或一线专家、具有丰富种植经验的中药农业专家。在编写过程中，专家们查阅大量文献资料结合普查及自身经验，几经会议讨论，数易其稿。书稿完成后，我们又组织药用植物专家、农学家对书中所涉及植物分类检索表、农业病虫害及用药等内容进行审核确定，最终形成《中药材生产加工适宜技术》系列丛书。

在此，感谢各承担单位和审稿专家严谨、认真的工作，使得本套丛书最终付梓。希望本套丛书的出版，能对正在进行中药农业生产的地区及从业人员，有一些切实的参考价值；对规范和建立统一的中药材种植、采收、加工及检验的质量标准有一点实际的推动。

2017年11月24日

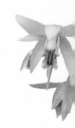

3

前　言

中药材是中医药和大健康产业发展的物质基础。随着我国中药现代化和大健康产业的快速发展，中药材需求量剧增，为了满足不断增长的医疗需求，历史上很多以野生或少量栽培为主的中药材开始大面积种植，中药农业应运而生，其稳定持续发展事关医疗健康民生工程。中药材种植的迅速发展，出现不少中药材规模种植区、种植乡、种植县等，药材生产从业人员也迅速增加，这些人员大多缺乏中药材生产加工经验和技术，加之科研成果转化薄弱，市场出现了对中药材生产加工技术的强烈需求。

2016年2月26日，国务院印发了《中医药发展战略规划纲要（2016-2030年）》，指出在未来15年，要促进中药材种植养殖业绿色发展，加强对中药材种植养殖的科学引导，提高规模化、规范化水平，实施贫困地区中药材产业推进行动，推进精准扶贫。纲要对中药材规范化种植养殖提出了新的想法、做出了战略布局。

为顺应政策导向、社会所需，普及中药材生产加工适宜技术，我们在文献资料整理和产地调研的基础上，组织编写了《白及生产加工适宜技术》。内容包括白及的生物学特性、地理分布、生态适宜分布区域与适宜种植区域、种子

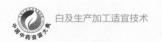

种苗繁育、栽培技术、采收与产地加工技术、特色适宜技术、质量评价、化学成分、药理作用及应用等。本书的出版将推动白及规范化种植，促进白及产业与精准扶贫融合，保护白及资源可持续发展，同时对提高药农中药材生产技术水平有重要的指导意义。

由于编撰人员水平及能力有限，书中缺点和错误难免，敬请读者批评与指正，以便进一步修订。

编者

2017年4月

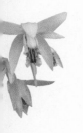

目　录

第1章　概述 1

第2章　白及药用资源 5
　　一、形态特征及分类检索 6
　　二、生物学特性 9
　　三、地理分布 10
　　四、生态适宜分布区域与适宜种植区域 11

第3章　白及栽培技术 13
　　一、种子种苗繁育 14
　　二、栽培技术 19
　　三、采收与产地加工技术 25

第4章　白及特色适宜技术 27
　　一、组培快繁技术 28
　　二、套种 30
　　三、间种 32
　　四、仿野生种植 33

第5章　白及药材质量评价 35
　　一、本草考证与道地沿革 36
　　二、药典标准 38
　　三、质量评价 41

第6章　白及现代研究与应用 47
　　一、化学成分 48

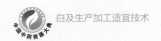
二、药理作用 51

三、应用 57

四、市场动态 65

参考文献 67

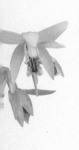

第1章

概　述

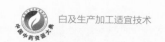

白及*Bletilla striata*（Thunb. ex A. Murray）Rchb. f.为兰科白及属多年生草本植物。作为传统中药被历版《中国药典》收载，主要以干燥块茎入药，具有收敛止血、消肿生肌等功效，用于咯血、吐血、外伤出血、疮疡肿毒、皮肤皲裂等症的治疗。近年来，随着研究的不断深入，白及除制成饮片直接使用外，还被广泛应用在复方中药制剂中，白及使用量逐年增加。但白及种子发育不完全，在自然条件下很难萌发和生长，实生苗极为稀少，并且由于人为过度采挖和生态环境的破坏，使得野生白及急剧缩减，濒临灭绝。目前，已被《中国植物红皮书——稀有濒危植物》第1册收录，并已写入《濒危野生动植物国际贸易公约》（CITES）保护种类。

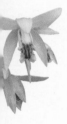

白及广泛分布于我国贵州、云南、四川、河南、陕西、甘肃、山东、安徽、江苏、浙江等省区，朝鲜、日本等国家也有分布，生长于100～3200m的常绿阔叶林下。人工栽培以贵州、四川、湖北、湖南、河南等省区为主要栽培产区。由于白及种子存在的发育缺陷，目前白及种植以采挖野生白及作为种苗进行无性繁殖为主，但随着野生资源的逐渐减少，严重影响白及的大规模生产。近年来，组培快繁技术得到迅速发展，利用白及种子作为培养材料，通过组织培养进行大规模的白及组培苗增殖已成为短时间获得大量白及种苗的重要来源，是目前白及繁殖的最佳方式。

随着白及在食品、烟草、化学工业（包括高档美容产品）等领域的广泛应用，白及成为大规模种植的中药材之一。但优质品种、种苗质量标准的缺乏，栽培方式粗放、品种与质量控制技术研发应用滞后等问题的存在，严重制约了白及产业可持续发展。因此，加强白及优良品种选育与繁殖方面的研究，有效解决白及的资源问题并提高白及质量标准控制技术，将成为推动白及种植产业可持续发展的强大动力。

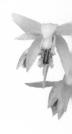

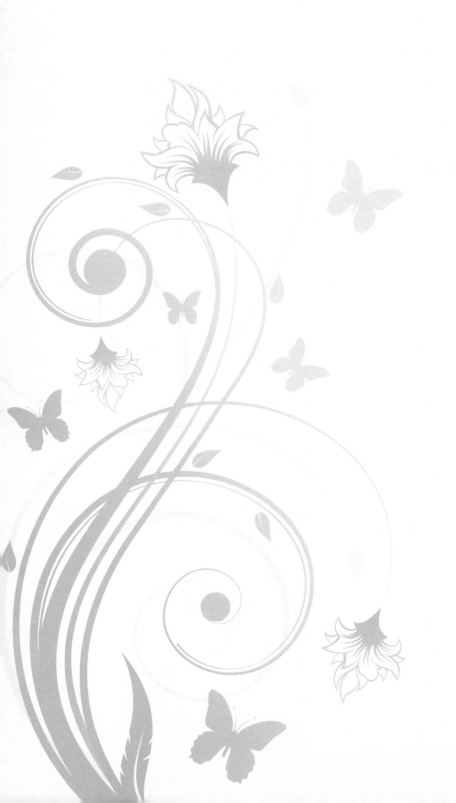

第2章

白及药用资源

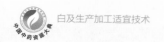

一、形态特征及分类检索

中药白及为兰科植物白及*Bletilla striata*（Thunb. ex A. Murray）Rchb. f.的干燥块茎（假鳞茎）。多年生草本，高18～60cm。假鳞茎扁球形，上面具荸荠似的环带，富黏性。茎直立。叶4～6枚，狭长圆形或披针形，长8～29cm，宽1.5～4cm，先端渐尖，基部收狭成鞘并抱茎。花序具3～10朵花，常不分枝或极罕分枝；花序轴呈"之"字状曲折；花苞片长圆状披针形，长2～2.5cm，开花时常凋落；花紫红色或粉红色；萼片和花瓣近等长，狭长圆形，长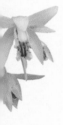25～30mm，宽6～8mm，先端急尖；花瓣较萼片稍宽；唇瓣较萼片和花瓣稍短，倒卵状椭圆形，长23～28mm，白色带紫红色，具紫色脉；唇盘上面具5条纵褶片，从基部伸至中裂片近顶部，仅在中裂片上面为波状；蕊柱长18～20mm，柱状，具狭翅，稍弓曲。蒴果圆柱形，长3～3.5cm，具6纵肋。种子细粉状。花期4～5月。果期7～9月。如图2-1～2-3所示。

白及属（*Bletilla* Reichb.）共有9个种群，我国产4种，除《中国药典》收载的白及（*Bletilla striata*）外，其他3种分布在四川、贵州、云南、广西、福建等地区块茎也作药用，统称小白及。白及属，地生植物，具肉质膨大、富黏性的假鳞茎，假鳞茎的侧边常具2枚突起，彼此以同一方向的突起与毗邻的假鳞茎相连成一串，假鳞茎上具荸荠似的环带。叶数枚，具折扇状脉。花序顶生，

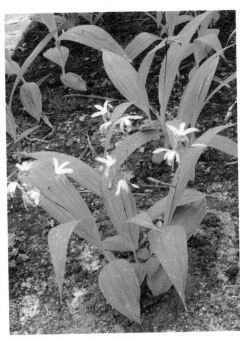

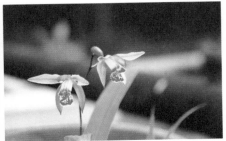

图2-2　白及花

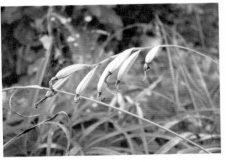

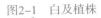

图2-1　白及植株

图2-3　白及果实

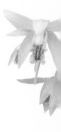

总状，花序轴常成"之"字状，常不分枝或极罕分枝；苞片在开花时凋落；花被紫红色、粉红色、黄色或白色，萼片与花瓣相似，近等长，离生；唇瓣中部以上常明显3裂；侧裂片直立，多少抱蕊柱；蕊柱细长，无蕊柱足，两侧具翅；花药冒状，2室；花粉团8，成2群，粒粉质，具不明显的花粉团柄，无黏盘；柱头1，位于蕊喙之下。蒴果长圆状纺锤形。

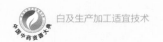

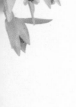

分类检索表

1 唇瓣明显的3裂；唇盘上面具5条纵脊状褶片，褶片波状。

  2 萼片和花瓣黄白色，或背面黄绿色，内面黄白色，罕近白色，长18~23 mm；唇瓣的侧裂片先端钝，几乎不伸至中裂片旁；唇盘上面5条纵脊状褶片仅在唇瓣的中裂片上面为波状；叶长圆状披针形 ………………………………………………………………………… 黄花白及*Bletilla ochracea* Schltr.

  2 萼片和花瓣紫红色或粉红色，罕白色；唇瓣的侧裂片先端尖或稍尖，伸至中裂片旁。

    3 花小，萼片和花瓣长约15~21mm；唇瓣的中裂片边缘微波状，先端中央常不凹缺；唇盘上面的5条纵脊状褶片从基部至中裂片上面均为波状；叶宽窄变异较大，但多较狭窄，线状披针形 …………………………………………………………… 小白及*Bletilla formosana* (Hayata) Schltr.

    3 花大，萼片和花瓣长约25~30 mm；唇瓣的中裂片边缘具波状齿，先端中央凹缺；唇盘上面的5条纵脊状褶片仅在中裂片上面为波状；叶常较宽，长圆状披针形或狭长圆形 … 白及*Bletilla striata* (Thunb. ex A. Murray) Rchb. f.

1 唇瓣不裂或不明显的3裂；唇盘上面具3条纵脊状褶片，褶片具流苏状的细锯齿或流苏；花小，淡紫色或仅萼片与花瓣先端为紫色 ………………………………………………………………… 华白及*Bletilla sinensis* (Rolfe) Schltr.

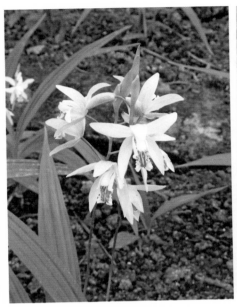

图2-4　黄花白及

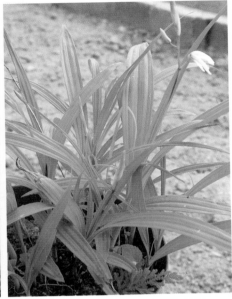

图2-5　小白及

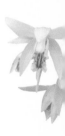

二、生物学特性

白及适生于海拔100～3200m的亚热带常绿阔叶林、落叶阔叶混交林、中山针阔叶混交林及亚高山针叶林带的疏生灌木、杂草丛或岩石缝中。喜温暖、湿润、阴凉的气候环境，具有很强的耐阴能力，对光适应的生态幅较窄。不耐寒，适生温度在15～27℃，冬季温度低于10℃时块茎基本不萌发，夏季高温干旱时，叶片容易枯黄。年降雨量1100mm以上生长良好。植株须根系，与内生真菌形成互利互惠的菌根关系。对土壤要求较严，肥沃、疏松和排水良好的砂质壤土或腐殖质土更适合白及生长，或常栽培在阴坡和较湿的地块。

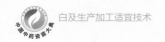

白及在一年内可以完成整个生长周期。2～3月逐渐开始萌发，出苗；3月下旬开始展开第一叶片；4～5月为花期，全株开花时间约40天；4～6月为白及的主要生长期，地上部分叶片数和株高均达到最大值，地下部分块茎也迅速积累营养物质；7～9月为果期；8～10月植物逐渐倒苗，地下块茎停止生长，营养物质积累达最大值；11月地下块茎开始进入休眠期。

三、地理分布

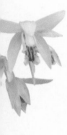

全世界现有白及属植物9个种群，分布于亚洲的缅甸北部，经我国至日本，我国有4种，分别是白及、华白及、小白及和黄花白及。白及广泛分布于河南、陕西、甘肃、山东、安徽、江苏、浙江、福建、广东、广西、江西、湖南、湖北、四川、贵州、云南等省区。白及野生资源已相当稀少，现以人工栽培为主，贵州、四川、湖北、湖南、河南等省区为主要栽培产区。贵州正安、安龙、普安、兴义、平塘、黎平、镇远、松桃、平坝，四川内江、石棉、雅安，湖北恩施、房县等地有较大面积栽培，其中安龙县、普安县年产优质白及种苗（种茎）3000余亩，正安县白及人工种植基地1000亩以上，已获得国家地理标志"正安白及"。贵州正安、安龙、兴义等地所产白及，以其个大、饱满、色白、质坚实等特点，被作为白及优质产地，也逐步成为白及的道地产区。

四、生态适宜分布区域与适宜种植区域

现有学者利用Maxent模型和ArcGIS软件结合白及地理分布数据和气象因子进行综合研究，得到中国白及的自然分布区：主要自然分布区位于秦岭、淮河以南部分地区，包括云贵高原、成都平原、陕西中南部、长江中下游地区和珠江三角洲地区；少量自然分布区位于山东大部分地区、河北和山西南部、河南中西部和南部、东北中西部、甘肃东南部、新疆、西藏南部、青海、内蒙古东北部、海南、台湾等地；宁夏和天津基本无白及的自然分布。白及主要适生区集中于湖北省东部的武汉市黄陂区一带，东南部的阳新县、通山县一带以及西南部的鹤峰县，湖南省西北部的桑植县、龙山县、永顺县、大庸市一带，江西省中部的峡江县、安福县境内，浙江北部的杭州市（余杭区、萧山区）、德清县、诸暨市。

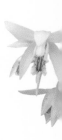

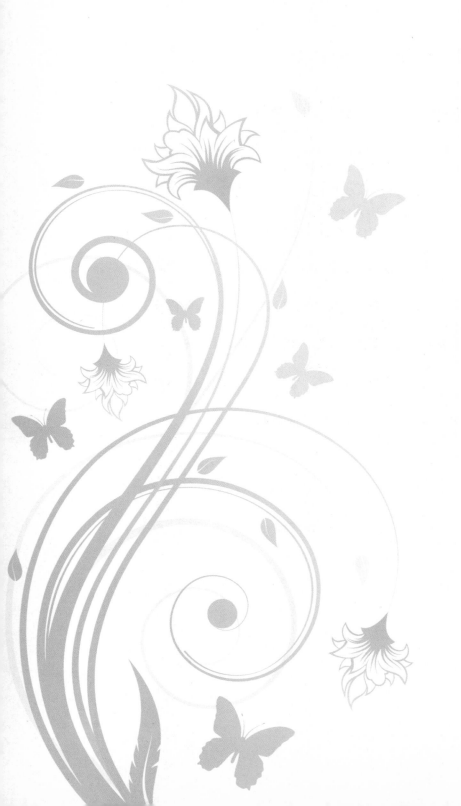

第3章

白及栽培技术

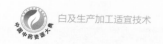

一、种子种苗繁育

（一）种子检验及质量分级

1. 扦样

种子批的最大质量为10kg，采用徒手减半法取试验样品，送检样品最少为3g，净度分析试样最少为0.3g。

2. 净度分析

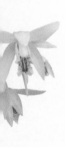

将扦样得到的样品，过20目筛除去较大的杂质，然后将试验样品分成净种子、其他植物种子、废种子、残存花萼、果皮碎片、果柄及花瓣、泥砂和其他杂质，并测定各成分的重量。试验样品和各组分称重以"g"表示，保留4位小数，计算种子净度，各组分重量之和与原试样重量增失如超过原试样重量的5%，必须重做，如果增失小于原试样重量的5%，则计算净种子百分率。

3. 重量测定

进行净度分析后，将种子充分混合均匀，用四分法分成4份，随机从每份净种子中数取1000粒为1组，重复5次，分别记录千粒重，称重保留4位小数，计算标准差及变异系数，变异系数不得超过4%。

4. 发芽试验

将净种子混合均匀，随机选取种子适量，以铺有2层湿润滤纸的培养皿作为发芽床，每个培养皿放100粒种子，在30℃光照强度为2000 lx的条件下进行培养。每日观察，补充水分，记录第4～20天种子的发芽数。

5. 真实性鉴定

随机取100粒种子，3次重复，于体视镜下逐粒观察种子形态、颜色及表面特征，测量种子大小。鉴别依据：种子极小，种子多呈长纺锤形，少数新月形，长0.62～2.69mm，直径0.11～0.36mm；种皮黄褐色，半透明，有金属光泽。

6. 水分测定

取混匀白及净种子0.5g，整粒种子放入干净恒重的铝盒内，称重，保留4位小数，4次重复。将样品盒放入烘箱，箱温保持（133±2）℃时，开始计算时间，样品烘干时间为3小时。取出冷却至室温，再称重。根据公式计算含水量：种子含水量=［（烘前试样重–烘后试样重）/烘前试样重］×100%。

7. 生活力测定

随机数取种子约100粒，室温下置于清水中浸泡4小时后取出。于1%的TTC（2，3，5-氯化三苯基四氮唑）溶液中40℃条件下，染色7小时。取出种子用清水冲洗种胚，观察其染色情况，胚（无胚乳）染成红色为有生活力的种子。

8. 健康度检查

采用直接检查法检查感染病害和虫害的种子；采用平皿培养法检测带菌种

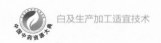

子。①直接检查：随机数取400粒种子放在白纸或玻璃上，用肉眼检查，取出感染病害和虫害的种子，分别计算其粒数，并计算感染率。②平皿培养法：将培养皿及PDA培养基灭菌；随机选取100粒种子，放入加有15～20ml培养基的培养皿中，每个培养皿排放5粒，在25℃的培养箱中培养3～5天并适时观察；挑取真菌较纯的部分至另一新的培养基上进行培养；挑取纯化后的真菌，用棉兰染色剂对其进行染色，然后在显微镜下观察，拍照记录并加以鉴定。计算带菌率和分离率。

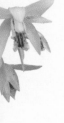

（二）种茎质量分级

采挖种植二年的块茎作为种茎，将须根除去，以质量为指标，分为Ⅰ、Ⅱ、Ⅲ级（表3-1）。

表3-1 种茎质量等级

等级	质量（g）
Ⅰ	≥15.00
Ⅱ	10.00～15.00
Ⅲ	<10.00

（三）蒴果质量分级

白及蒴果呈圆柱形，长1.6～4.5cm，直径0.5～1.2cm，两端稍尖狭，具6纵肋。取白及蒴果，选净、去杂，以质量为指标，分为Ⅰ、Ⅱ、Ⅲ级（表3-2）。

表3-2 蒴果质量等级

等级	质量（g）
I	≥0.84
II	0.56～0.84
III	<0.56

（四）组培块茎质量分级

将组培块茎培养基洗去，除去须根，以质量为指标，分为 I 、 II 、 III级
（表3-3）。

表3-3 组培块茎质量等级

等级	质量（g）
I	≥0.50
II	0.14～0.50
III	<0.14

（五）组培苗质量分级

将具有块茎的组培苗培养基洗去，以质量为指标，分为 I 、 II 、 III级（表
3-4）。

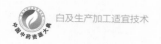

表3-4　组培苗质量等级

等级	质量（g）
Ⅰ	≥0.87
Ⅱ	0.34～0.87
Ⅲ	<0.34

（六）繁殖技术

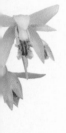

白及在生产中以无性繁殖为主，以具老杆和嫩芽的健壮、无病虫害的块茎为繁殖材料；也有采用生长健壮、无病虫害的成熟种子进行有性繁殖。目前的研究是用种子作为外植体，利用组织培养方法进行组培快繁。

1. 无性繁殖

采挖野生白及假鳞茎，利用无性繁殖方式逐步积累种苗，是目前大部分种植户采用的主要繁殖方式。具体方法各地农户不尽相同，例如有农户将假鳞茎装在透气性好的蛇皮袋中，保持60%～80%的湿度和10～20℃条件下，假鳞茎的节上开始萌发新芽，待新芽长至5～10cm，掰下新芽作为种苗；假鳞茎可再次萌芽，待新芽长至5～10cm，再次掰下新芽作为种苗，如此反复3～4次，一个假鳞茎可以获得种苗10株左右。但是此方式存在的问题是野生资源少，种苗基数小，繁殖系数也小，积累大规模的种苗周期长；长期多代无性繁殖可能出现种苗退化，病虫害难以防治等现象。

2. 有性繁殖

在自然条件下，白及种子可以进行有性繁殖，目前此方法还未广泛采用。主要是由于白及种子极为特殊：其一，种子寿命短；其二，白及种子非常细小且无胚乳，没有营养贮备，萌发条件苛刻；其三，是幼苗期较长，对环境敏感。因此，极少有人在生产上采用这种繁殖方式。

3. 组培快繁

白及组培快繁技术：①利用嫩叶或芽为外植体进行组培，容易形成幼苗，但对外植体的质量要求较高，繁殖系数较低；②以白及成熟蒴果为材料，在培养基上进行无菌播种，种子萌发后进行组培苗增殖、组培苗生根（形成组培种球苗）、炼苗、种球苗移栽。利用组织培养方法进行无性系繁殖，极大增加了白及种子萌发率，并且种子数量极大，组培效率高。组培快繁技术可以大大缩短白及的繁殖周期，加上培养材料和试管苗的小型化，可在有限的空间培养出大量种苗，远较分株繁殖法快捷高效，是目前白及繁殖的最佳方式。

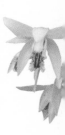

二、栽培技术

（一）选地整地

选择土层深厚，土质肥沃、疏松，排水良好，富含腐殖质的砂壤土、夹砂土的阴山缓坡或山谷平地种植。新垦地应在头年秋冬翻耕过冬，使土壤熟

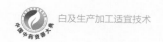

化，耕地则在前一季作物收获后翻耕一次，临近种植时再翻耕1～2次，使土层疏松细碎。栽种前翻土20cm以上，每亩施腐熟农家肥1500～2000kg及复合肥50kg，翻入土中作基肥。栽种前，细耕后整平，起宽1.3m、高20cm的畦，行道宽30cm，四周开排水沟。

（二）栽种

南方气候相对温暖地区多于9～10月秋栽，西北较寒冷地区适宜3～4月春栽。栽种时按株距15cm，行距26～30cm开穴，穴深8～10cm，每穴成品字形排放3个种茎，将芽嘴向外平放于穴底，覆盖一层厩肥或草木灰，施沤好的稀薄农家肥，然后薄盖3～4cm厚的细土与畦面平齐。

（三）田间管理

1. 中耕除草

白及植株矮小，其栽培地易滋生杂草，种植好后宜喷洒乙草胺封闭，并且每年至少除草3次。4月左右苗出齐时进行第一次除草，6月左右植株生长旺盛期进行第二次除草，10月左右进行第三次除草并结合搂松畦面。除草时应浅锄表土，勿伤茎芽及根，在冬季全倒苗后应清理植地。

2. 追肥

白及是喜肥的植物，结合中耕除草，每年追肥3～4次。第一次于4月左右，施稀薄的人畜粪水，每亩1500～1600kg；第二次于6月白及生长旺盛期，每亩追施过磷酸钙30～40kg与1500～2000kg沤熟后的堆肥充分拌匀，撒施在畦面上，中耕混入土中；第三次于8～9月，每亩施用人畜粪水拌土杂肥2000～2500kg。

3. 排灌水

白及是喜阴湿怕涝植物，栽种地应保持阴湿，干旱时要及时浇水，尤其在7～9月应早晚各交一次水；短时间耐涝，但雨季要及时疏沟排水，防止积水引起块茎腐烂。

4. 夏冬防护

在阳光直射地区，夏天需防日灼，可在畦的两边种2行玉米，玉米株距50cm，玉米成熟后，收获果实，茎秆10月中旬后砍除；冬季应做好防寒抗冰措施，可盖农家肥、草、覆土起防寒抗冻保温作用，亦可用薄膜盖起来越冬，但要每隔两天就要在中午温度较高时把薄膜揭开让它透气，待春季出苗时揭去覆盖物。

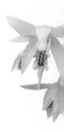

（四）常见病虫害防治技术

白及已发现的病虫害种类名录共计8种，其中病害3种（块茎腐烂病、块茎生理性腐烂、白及叶褐斑病），虫害3种（蚜虫、细胸金针虫、螨），其他2种（蜗牛、鼠害）。其中块茎腐烂病、块茎生理性腐烂和蚜虫等3种是危害白及生产的主要病虫。

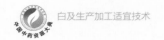

1. 防治原则

白及的病虫害防治应该遵循"预防为主，综合防治"的原则，通过选育抗病性强品种、健康无病害和损伤的块茎作为种茎和种苗、科学施肥、科学田间管理等措施，综合利用农业防治、物理防治、配合科学合理的化学防治，综合防治白及病虫害的发生、发展。农药优先选用生物农药，其次选用化学农药，防治时应有限制地使用高效、低毒、低残留的农药，并严格控制浓度、用量、施用次数，安全使用间隔期遵守国标GB8321.1~7，没有标明农药安全间隔期的品种，执行其中残留量最大有效成分的安全间隔期。

2. 防治措施

白及病虫害防治，应以农业措施为主，物理防治和施药防治为辅的原则进行，若必须施药防治，应采取早治早预防的原则。

（1）农业防治　①选择无病虫害块茎作为种茎。②利用白及种子无菌萌发结合组培快繁技术培育出大量不带病毒的组培苗，再通过炼苗、驯化等获得大量健康白及种苗。③加强田间管理，保持栽种地阴湿，干旱时及时浇水，雨季及时疏沟排水；中耕除草减少机械损伤；发现病虫害植株及时处理；保持栽种地空气流通，防止原菌的萌发、滋生和传播。④做好冬夏防护工作，夏季防日灼，冬季防寒抗冰。⑤改良土壤，合理施肥，施足底肥，增施磷、钾肥，培育壮苗，增强抗病力，促进白及良好生长。

（2）物理防治　用简单工具或光、热、温度及动物的趋性能来防治病虫害。利用频振式杀虫灯诱、黏虫板杀成虫，达到降低田间落卵量；利用虫对糖、酒、醋的趋性进行诱杀；在幼虫盛发期进行人工捕杀幼虫；播种前深翻晒土杀虫灭菌。

（3）化学防治　使用高效、低毒、低残留的环境友好农药品种，禁止使用高毒、高残留等国家及行业明令禁止使用的农药。农药使用必须遵行科学、合理、经济、安全的原则，控制使用次数和用量。

3. 具体防治方法

（1）块茎腐烂病　患病块茎呈水渍状并黑腐烂，地上茎叶部分出现褐变长型枯斑或全叶褐变枯死。多发生在多雨季节，6月下旬至9月上旬是病害多发时期，虫伤或机械损伤可加重病变发生。防治工作，首先要做好排水，对地下虫害进行防治，减少机械损伤，发病期可用50%多菌灵500倍液灌根窝或喷雾防治。

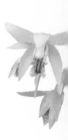

（2）叶褐斑病　一般白及成叶易受害，初生新野不易受害。患病植株的叶沿叶尖显现出现黄褐色云纹状病斑，少数患病较重植株整片叶都受害枯死，但同株相邻叶仍可正常生长。此病害通过研究发现，与种植环境有密切关系，一般在温室中种植的比田间种植的发生重，但此病的危害相对较轻。因此防治工作主要以加强田间管理的农业防治为主，也可用70%甲基硫菌灵可湿性粉剂

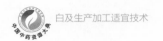

10 000倍液喷洒防治。

（3）叶斑灰霉病　主要危害叶片，可造成叶过早枯死。染病叶片初期出现褐色点状或条状病变斑，后扩大为褐色不规则大型病斑，多个病斑可联合成更大型的病斑，或覆盖全叶枯死。病菌的适生环境为20℃左右，相对湿度90%以上，因此空气湿度过大时，病害加重，尤其是连续阴雨，病情扩展快速，6～7月为病害多发期。病菌以菌核随病残体或在土壤中越冬，翌年4月初萌发，产生孢子并侵染新植株。防治工作，首先及时对有发病植株的种植地进行灭病原处理；发病期，可选用50%的甲基硫菌灵可湿性粉剂900倍液，或65%的甲霉灵可湿性粉剂1000倍液，或60%的多菌灵超微粉剂600倍液，或50%农利灵1500倍液等喷施。

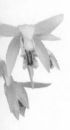

（4）蚜虫　主要在白及抽薹开花的嫩梢上产生危害，造成节间变短、弯曲、畸形、卷缩，造成种子瘦小。春、秋两季为蚜虫高发期，一年可发生十余代至数十代。因为蚜虫对黄光有趋性，对银灰色有负趋性，因此防治方法主要以物理防治为主，可在田间悬挂黄光灯或涂有黏虫胶的黄板对有翅蚜虫进行诱捕，或距地面20cm架黄色盆，内装0.1%的肥皂水或洗衣粉水诱杀有翅蚜虫，或在田间铺设银灰色膜或挂银灰色膜条趋避蚜虫。也可结合化学方法进行综合防治，可选用10%的吡虫啉4000～6000倍液，或50%的抗蚜威可湿性粉剂2000～3000倍液，或2.5%的保得乳油2000～3000倍液，或2.5%的王星乳油

2000～3000倍液，或10%的氯氰菊酯乳油2500～3000倍液喷施。

（5）其他虫害防治　其他虫害可在白及幼苗期，每亩用特丁硫磷1kg均匀撒在栽培地，或每亩用90%敌百虫0.18～0.2kg拌炒香的米糠或麦麸8～10kg，撒放田间诱杀；在越冬代成虫盛发期采用灯光或糖醋液诱杀成虫。

三、采收与产地加工技术

1. 采收

栽培后第4年9～10月白及茎叶黄枯时采挖。此时，地下块茎已长成8～12个，过于拥挤，不利继续生长。采挖时，先割除其枯黄茎叶，用平铲或小锄在离植株20～30cm处逐步向中心处挖取，细心地将块茎连土一起取出，抖去泥土，运回加工。

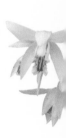

2. 产地加工

将采挖的块茎，折成单个，剪去茎秆。然后用清水中浸泡1小时，除去粗皮，洗净泥土，放入沸水中煮6～10分钟并不断搅拌至无白心时取出。直接晒或55～60℃烘干，期间经常翻动，至5～6成干时，适当堆放使其里面水分逐渐析出至表面，继续晒或烘至全干。干燥后放至撞笼中，撞去未尽粗皮与须根，使之成为光滑、洁白的半透明体，筛去灰渣即可。也可趁鲜切片，干燥，但本法加工的白及片色泽较灰暗。

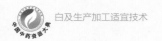

3. 包装

将检验合格的产品进行不同商品规格分类，使用清洁、干燥、无污染、无破损的包装袋进行密封包装。每包装袋上标明品名、规格、产地、批号、包装日期等，并附有质量合格标志。

4. 储藏

储藏仓库应通风、阴凉、避光、干燥，温度不超过20℃，相对湿度不高于65%。要有防鼠、防虫措施，地面要整洁。存放的条件，符合《药品经营质量管理规范（GSP）》要求。

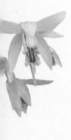

5. 运输

车辆的装载条件符合中药材运输要求，卫生合格，并具备防暑防晒、防雨、防潮、防火等设备。进行批量运输时应不与其他有毒、有害，易串味物质混装。

第4章

白及特色
适宜技术

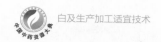

一、组培快繁技术

白及经过块茎繁殖，易受种茎所带病虫害、病毒等感染，出现长势弱、病虫害严重、产量降低等退化现象。白及种子数量多且繁殖不传播病毒，但不易萌发，可通过种子培养进行无菌萌发后，结合组培快繁技术获得大量无病虫害植株，再通过练苗提高移栽种苗成活率。该方法不仅可以获得大量健康种苗，而且可避免反复块茎繁殖造成的种性退化现象。

1. 无菌播种

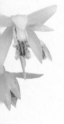

采集白及成熟未开裂蒴果作为组织培养无菌外植体的材料。按照以下步骤进行无菌播种：①蒴果无菌处理：自来水洗去蒴果表面尘土，75%酒精浸泡并擦拭消毒1分钟，无菌水冲洗2次，0.1%氯化汞浸泡消毒8~10分钟，无菌水冲洗5~6次，取出后用无菌滤纸吸干多余水分；②培养基无菌处理：将1/2MS+NAA 0.5mg/L的培养基高温、高压灭菌后冷却备用；③接种、培养：在超净工作台上，用无菌解剖刀将消毒处理好的蒴果切开，用无菌镊子将种子均匀接种在培养基表面；④将接种的培养瓶置于培养室培养，培养温度（25±2）℃，光照度1500~2000 lx，光照12小时/天。

2. 无菌萌发

白及种子培养1周后开始膨大萌发，2周可见绿色小点，后逐渐萌发成黄的的原球茎，原球茎逐渐变绿并分化出叶原基，1个月后长出叶片。

3. 组培苗增殖

以无菌萌发获得的2～3叶无根组培苗为组培苗增殖材料。以MS+白糖3%+琼脂粉0.7%+活性炭0.1%+6-BA 1.0mg/L+NAA 0.2mg/L为培养基，高温、高压灭菌后冷却备用。将无根组培苗转接到培养基上进行培养，培养条件为温度（25±3）℃，光照度1500～2000 lx，光照12小时/天。

4. 组培苗生根诱导

以增殖苗单株为生根诱导材料，1/2MS+白糖2%+琼脂粉0.7%+活性炭0.1%+NAA 0.2～0.5mg/L为培养基，在温度（25±3）℃，光照度1500～2000 lx，光照12小时/天的培养条件下进行培养，生根数达3～5条，生根率为100%。

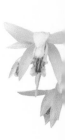

5. 炼苗移栽

以诱导生根的组培苗为材料进行炼苗移栽。具体操作步骤依次为：①炼苗处理：为获得健壮的组培块茎，提高驯化移栽的存活率，需要将诱导生根的组培苗在室内敞口放置，3天后再移入大棚内敞口放置4天，进行炼苗处理；②驯化移栽：选取炼苗处理后百粒重大于43g的白及组培种球作为驯化移栽材料，在疏松、透气、保水的炼苗驯化基质，如木屑或蛭石+树皮（1∶1）基质上进行驯化炼苗处理；③喷施营养液：对移栽的组培苗喷施有机水溶肥或叶面肥，增重组培苗，促进白及组培苗的生长（图4-1）。

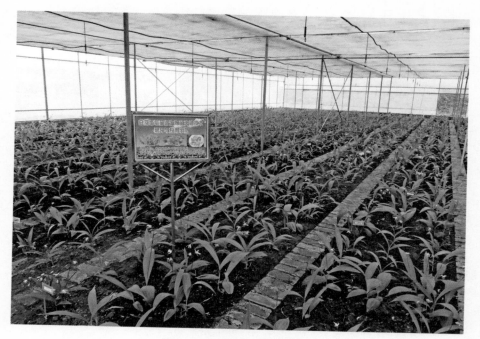

图4-1　白及组培苗适生炼苗

二、套种

白及喜温暖、阴湿的环境，耐阴性强，忌强光直射，在林下合理套种不仅可以充分利用土地，改善土壤质量，增加生态系统的生物种类和营养结构的复杂程度，提高生态系统的稳定性，同时还可以提高种植户的经济效益。

（一）杉木林下套种

福建省永春碧卿国有林场地处戴云山脉东部，五台山北坡，低山，丘陵地带。海拔230～280m，年平均温度20℃，年降雨量1600～1800mm，山地红壤，土层厚度在80cm以上，腐殖质达到中厚。杉木林下地势平坦，经中强度间伐，清除杂草，整理成种植坪带，宽1.5m，坪带上拉条形沟，宽20cm，深15cm，施1500kg/hm²钙、镁、磷肥做基肥，再覆土与肥料拌匀，并保留不种植草带宽1m。选取白及健壮、芽眼多块茎作为种茎，按株距8～10cm放块茎1个，芽向上，覆土3cm，打碎土块，稍压。林下管理时发现死苗、缺株要及时补种；中耕除草一年宜3～4次，具体除草时间根据杂草生长情况而定；出苗1个月后施入氮、磷、钾复合肥，375kg/hm²，以后逐次增加施肥量；在白及整个生长过程中要及时防治病虫害。白及种植34.5个月时可进行采收，并且林区郁闭度为0.5～0.6时，白及生物量和效益可达最大。

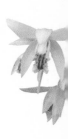

（二）毛竹林下套种

安徽省广德县邱村镇祥凌场毛竹林区属于低山丘陵地貌，海拔200～250m，平均坡度为20°，黄红壤和红壤，属亚热带季风气候，雨量充沛，无霜期长，日照充足，年平均温度15.4℃，年平均降水量1149.7mm。研究者通过在毛竹林下套种白及，发现郁闭度和坡位对白及生长指标有一定的差异，在郁闭度为0.40～0.59的下坡位毛竹林下种植白及，其块茎鲜重最大，产量最高。通过在毛竹林下套种白及，不仅可以有效解决白及生长过程中遮

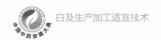

阳防晒的问题，还解决了毛竹林传统经营中资源利用率低、经济效益差的问题。

三、间种

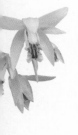

间种是指在一块土地上，同时期按一定行数的比例间隔种植两种以上的作物，不仅可以充分利用土地，而且可以充分利用光能和二氧化碳，提高作物产量约20%。白及生长慢，栽培年限较长，可于栽培的1～2年间种玉米、青菜、萝卜等短期作物，或同生长期作物，增加收益。

白及与云木香间种不仅可以降低白及人工栽培遮阴所产生的成本，而且可以减少植株高大的云木香人工除草费，同时增加作物产量，达到提高经济收入的目的。主要技术：①整地，整体时施入腐熟农家肥30 000～45 000kg/hm^{2}和氮、磷、钾复合肥225～450kg/hm^{2}作为底肥；②理厢，南北方向开厢，厢宽100～120cm，厢高20～25cm，沟宽20～30cm；③间植，3～4月种植，厢东边30～50cm种植白及块茎，其余土地种植云木香种子，白及的种植株行距为（8～10）cm×（10～15）cm，开沟种植，沟深5～8cm，放置白及块茎后覆土2～4cm；云木香的种植采用三角形穴播种，穴距为（10～20）cm×（20～30）cm；④追肥，第一次在第1年的5～6月苗齐时，施尿素225～450kg/hm^2；第二次在第1年的8～9月，施含氮、磷、钾的复合肥300～600kg/hm^2；第三次在第1年的11～12月，于厢面覆盖腐熟农家肥15 000～30 000kg/hm²；第四次在第2年的6～7月，施含氮、磷、钾的复合肥300～600kg/hm²；⑤田间管理，在第2年培土2～3次；⑥采收，第2年的11～12月同时对云木香和白及进行采挖。另外，在间植期还可以在土地上再覆上地膜，出苗后及时破膜，并于第1年的11～12月结合施腐熟农家肥时除去所有地膜。

四、仿野生种植

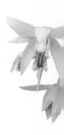

云南省马龙县地处乌蒙山系，多山谷河槽，属于低纬度高原季风气候，海拔1772～2493m，年平均气温13.6℃，年均降水量1001.8mm，年平均日照时数1985小时以上，年无霜期241天。当地种植户利用组培苗进行仿野生环境下大棚种植白及，目前已建成2个基地，面积均达13.33hm²。主要技术：①选地整理，选择具有疏松肥沃的砂质土壤和腐殖质土壤的旱地种植，翻耕20cm以上，每亩施农家肥1000kg或复合肥50kg做底肥和土拌匀，种前浅耕，整细土块并耙平，做宽130～150cm的高畦；②种植，取驯化好的白及块茎，每块带1～2个芽，蘸草木灰后栽种，沟距20～25cm，深5～6cm，株距10～12cm，放块茎一个，芽向上，填土、压实、浇水、覆草，保持潮湿，3～4月新芽出土；③田间管理，种植白及后喷洒乙草胺封闭，覆盖松毛一层，并加盖遮阴网，5～6月浅锄杂草，避免伤根，每个月可喷施1次磷酸二氢钾或稀薄人畜粪

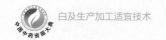

尿，7～9月气温高时，应早晚各浇水1次；④病虫害防治，深挖排水沟，排涝防水，防止烂根病发生，虫害可人工捕杀、诱杀或拌毒土，也可用50%辛硫磷乳油700倍液浇施。

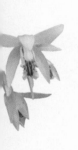

第5章

白及药材
质量评价

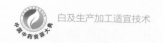

一、本草考证与道地沿革

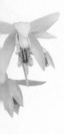

白及最早见于《神农本草经》，归于下品，曰："白及（《御览》作芨）味苦，平。主治痈肿、恶创、败疽、伤阴、死肌、胃中邪气、贼风鬼击、痱缓不收。一名甘根，一名连及草。生川谷。"三国名医华佗弟子吴普，著有《吴普本草》，曰："神农：苦；黄帝：辛；李氏：大寒；雷公：辛，无毒。茎叶似生姜、藜芦。十月花，直上，紫赤，根白连。二月、八月、九月采。"最早对白及的形态特征及采收期进行了描述。南北朝时期陶弘景（梁）通过整理《神农本草经》和增收魏晋时期的名医用药，著成《神农本草经集注》，对白及形态进行了详细描述："近道处处有之。叶似杜若，根形似菱米，节间有毛。方用亦稀，可以糊。"不仅对白及的性状进行了描述，同时也发现白及具备黏合能力。五代韩保升等人编著的《蜀本草》引《新修本草》的《图经》部分曰："叶似初生棕榈及藜芦。茎端生一薹，四月开生紫花。七月实熟，黄黑色。冬雕。根似菱，三角，白色，角头生芽。二月、八月采根用。"对白及的产地及生长习性进行描述。宋朝开宝年间由李昉、王佑、扈蒙等重加校勘的《开宝重定之本草》中提到："白及……（陶隐居云）近道处处有之……方用亦希，可以做糊。"至此，白及不仅仅做药材使用，人们还利用白及的黏合能力用于书画装裱。宋代《本草图经》记载："生石山上。春生苗，长一尺许。叶似棕榈，两指大，青色。夏开紫花。二月、七月采根。"明朝李时珍《本草纲目》中有："其根白色，连及而生，故曰白及，其味苦而曰甘根，反言也。……白及性涩而收，得秋金之令，故能入肺止血，生肌治疮也。"又曰："……但一科止抽一茎。开花长寸许，红紫色，中心如舌。其根如菱米，有脐，如凫茈之脐，又如扁扁螺旋纹。性难干。"对白及的别名介绍及形态特征更加具体。根据以上各家本草对植物形态的描述及《本草图经》和《本草纲目》的附图考证，与现今所用的白及最为相符。

白及产地在历朝历代文献中的记载甚广。《名医别录》曰："生北山及宛朐及越山"。为最早记录产地的著作，北山即今陕西一带，宛朐乃山东省曹县西北，越指浙江绍兴一带。六朝《建康记》，《太平御览》卷990引："建康出白及。"建康在今南京附近。韩保升的《蜀本草》亦曰："今出申州。"申州为今河南省信阳市。《本草图经》记载："今江淮、河、陕、汉、黔诸州皆有之。"江淮为长江与淮河之间，主要包括现今的河南南部、安徽南部、江苏南部等地区，河即黄河，包括黄河流经的青海、四川、甘肃、宁夏、内蒙古、陕西、山西、河南、山东九省区，陕即今河南省陕县，汉即今汉江，流域涉及甘肃、陕西、四川、重庆、湖北、河南六省区，黔即今贵州省。白及的道地记载源自明代《本草品汇精要》："道地兴州、申州"，即今山西兴县、河南信阳一带。明嘉靖地方志《普安州志·食货志·土产》收载了白及，普安州指今贵州盘县、兴义、

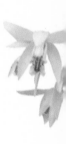

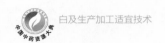

安龙、普安等地区，当地少数民族有用白及煮水浆洗自织和浸染的土布衣物的习俗。1965年的《贵州省中药材标准规格》中记述："贵州各地均产，以安龙、兴义产量大，质量最好。"《中国道地药材》将白及划为"贵药"。《中华本草》、《新编中药志》、第三版《全国中草药汇编》等书籍均记载"以贵州产量最大，质量最好"。明确了现代是以贵州作为白及的主产区和道地产区。

"白芨""白蔹""白根""甘根"等均为白及的传统说法，存在于不同的历史时段。1949年以后国家药典委员会已经以法规形式规范其称谓，统一书写为白及，自1953年发布至2015年7月以来共经历了7次大修、10余次增补的历版《中国药典》，均以"白及"为名。

二、药典标准

（一）药材来源

为兰科植物白及*Bletilla striata*（Thunb.）Reichb. f. 的干燥块茎。

（二）药材性状

本品呈不规则扁圆形，多有2～3个爪状分枝，长1.5～5cm，厚0.5～1.5cm。表面灰白色或黄白色，有数圈同心环节和棕色点状须根痕，上面有突起的茎痕，下面有连接另一块茎的痕迹。质坚硬，不易折断，断面类白色，角质样。气微，味苦，嚼之有黏性（图5-1）。

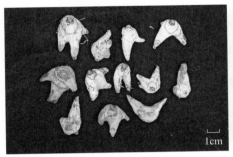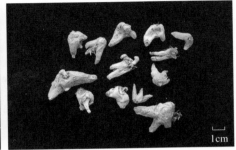

图5-1 白及药材

（三）鉴别

1. 粉末鉴别

本品粉末淡黄白色。表皮细胞表面观垂周壁波状弯曲，略增厚，木化，孔沟明显。草酸钙针晶束存在于大的类圆形黏液细胞中，或随处散在，针晶长18～88μm。纤维成束，直径11～30μm，壁木化，具人字形或椭圆形纹孔；含硅质块细胞小，位于纤维周围，排列纵行。梯纹导管、具缘纹孔导管及螺纹导管直径10～32μm。糊化淀粉粒团块无色。

2. 理化鉴别

取本品粉末2g，加70%甲醇20ml，超声处理30分钟，滤过，滤液蒸干，残渣加水10ml使溶解，用乙醚振摇提取2次，每次20ml，合并乙醚液，挥至1ml，作为供试品溶液。另取白及对照药材1g，同法制成对照药材溶液。照薄层色谱法（2015年版《中国药典》通则0502）试验，吸取供试品溶液5～10μl、对

39

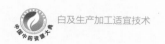

照药材溶液5ul，分别点于同一硅胶G薄层板上，以环己烷–乙酸乙酯–甲醇（6：2.5：1）为展开剂，展开，取出，晾干，喷以硫酸乙醇溶液，在105℃加热数分钟，放置30～60分钟。供试品色谱中，在与对照药材色谱相应的位置上，显相同颜色的斑点；置紫外光灯（365nm）下检视，显相同的棕红色荧光斑点。

（四）检查

1. 水分

不得过15.0%（2015年版《中国药典》通则0832第二法）。

2. 总灰分

不得过5.0%（2015年版《中国药典》通则2302）。

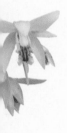

3. 二氧化硫残留量

按照二氧化硫残留量测定法（2015年版《中国药典》通则2331）测定，不得过400mg/kg。

（五）饮片

1. 炮制

取原材料，除去须根、杂质，洗净，润透，切薄片，晒干。

2. 性状

本品呈不规则的薄片。外表灰白色或黄白色。切面类白色，角质样，半透明，维管束小点状，散生。质脆。气微，微苦，嚼之有黏性。

3. 性味与归经

苦、甘、涩，微寒。归肺、肝、胃经。

4. 功能与主治

收敛止血，消肿生肌。用于咯血，吐血，外伤出血，疮疡肿毒，皮肤皲裂。

5. 用法用量

6～15g；研末吞服3～6g。外用适量。

6. 注意

不宜与川乌、制川乌、草乌、制草乌、附子同用。

7. 贮藏

置通风干燥处。

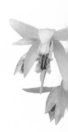

三、质量评价

（一）药材质量评价

白及块茎制干后，生产者一般以混等白及出售，而经销商进行拣选和包装，形成统货和选货两种。

1. 选货

干货。呈不规则扁圆形，多有2～3个爪状分枝。表面灰白色或黄白色，有

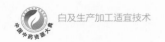

数圈同心环节和棕色点状须根痕,上面有突起的茎痕,下面有连接另一块茎的痕迹。质坚硬,不易折断,断面黄白色半透明,角质样。气微,味苦,嚼之有黏性。无须根、霉变。个大坚实,均匀,色白明亮,每千克200个以内。

2. 统货

干货。呈不规则扁圆形,多有2～3个爪状分枝。表面灰白色或黄白色,有数圈同心环节和棕色点状须根痕,上面有突起的茎痕,下面有连接另一块茎的断裂残基。质坚硬,不易折断,断面黄白色半透明,角质样。气微,味苦,嚼之有黏性。须根少、霉变。大小不一,每千克200个以外。

(二)有效成分的提取

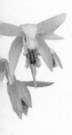

白及的中药功效主要与其富含的白及胶有关,白及胶的主要成分为大分子多糖,但目前对它的精确结构尚未阐明。关于白及多糖的提取方法,科研工作者正在不断进行最优化选择研究。在此,以何凤兰等的研究结果作为参考。

取白及药材粉末2.5g,精密称定,加35倍量的水,91℃回流提取30分钟,提取2次,合并水提液,适当浓缩,加无水乙醇使含醇量达80%,进行沉淀,所得沉淀物加蒸馏水100ml使溶解,滤过,取续滤液。精密量取续滤液0.5ml,加水稀释至50ml,取1ml在490nm的波长处测定吸光度,利用标准曲线计算多糖含量。白及多糖平均提取率为44.4%。

（三）常见伪品

历版《中国药典》中仅以白及 *Bletilla striata*（Thunb. ex A. Murray）Rchb. f. 作为中药材白及的正品基原植物。但白及野生资源均珍稀濒危，而栽培资源尚难以满足市场需求，药材价格逐年上涨，致使市场上白及品种使用混乱情况日益突出。目前市场上常见的白及混伪品有16种之多（表5-1）。

表5-1 白及常见伪品

编号	名称	拉丁学名	入药部位	性状	药材
1	华白及	*B. sinensis*（Rolfe）Schltr.	块茎	椭圆形或不规则块状，长3～5cm，直径1.2～2.2cm，表面黄棕色至褐色，有数圈点状退化须根痕所组成不太明显的环节，断面黄棕色角质状不明显。嚼之黏性较小	
2	黄花白及	*B. ochracea* Schltr.	块茎	扁斜卵形，个体较大，表面呈褐色，具有环状痕迹4～圈。断面棕黄色至棕褐色，明显角质状。嚼之带黏性	
3	小白及	*B. formosana*（Hayata）Schltr.	块茎	不规则扁圆形，爪状分支不明显，表面黄褐色，较干瘪，直径约1.5～2cm，断面呈黄棕色不透明角质状，纵向断面有显著的线段状白色条痕。嚼之带显黏	
4	苞舌兰	*Spathoglottis pubescens* Lindl.	假鳞茎	扁球形，表面呈绿色，茎痕圆形，直径1～2.5cm，被革质鳞片状鞘，有残留细根及根痕。质硬，易折断，断面黄白色	黄花独蒜
5	竹叶兰	*Arundina graminifolia*（D.Don）Hochr.	根状茎	地下根状茎常在连接茎基部处呈卵球形膨大，貌似假鳞茎，直径1～2cm，具较多纤维根	长杆兰
6	射干	*Belamcanda chinensis*（L.）Redouté	根状茎	不规则结节状，长3～10cm，直径1～2cm。表面黄褐色、棕褐色或黑褐色，皱缩，有较密的环纹。上面有数个圆盘状凹陷的茎痕，偶有茎基残存；下面有残留细根及根痕。质硬，断面黄色，颗粒性	射干

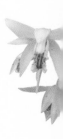

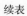

续表

编号	名称	拉丁学名	入药部位	性状	药材
7	杜鹃兰	*Cremastra appendiculata*（D.Don）Makino	假鳞茎	不规则扁球形或圆锥形、表面黄棕色或棕褐色，中间部分有2～3个微突起的环节，表面具有长短不等的微硬毛，断面灰白色或黄白色。略呈角质状。湿润后无黏性	毛慈菇
8	天麻	*Gastrodia elata* Bl.	块茎	长椭圆形，弯曲呈皱缩状，有多数环痕，顶端具有棕红色或红色的芽苞，断面半透明角质状，嚼之带无黏性	天麻
9	二叶舌唇兰	*Platanthera chlorantha* Cust. ex Rchb.	块茎	椭圆形，大小不一，长1～2cm，厚0.8～1cm，表面淡黄色至棕黄色，外皮皱缩明显，有时强烈皱缩。质坚硬、断面棕黄色角质状，微显粉性。嚼之带强黏性	土白及
10	独蒜兰	*Pleione bulbocodioides*（Franch.）Rolfe	假鳞茎	圆锥形或不规则团块状，较小，顶端渐尖，基部膨大平滑，中央凹入，凹入部分较光滑，有明显偏向一侧的1～2条环节。断面浅黄色，半透明角质状。湿润后无黏性	冰球子
11	云南独蒜兰	*Pleione yunnanensis*（Rolfe）Rolfe	假鳞茎	卵形、狭卵形或圆锥形，长1.5～3cm，直径1～2cm，上端有明显的长颈，基部膨大平滑，中央凹入，凹入部分较光滑，有明显偏向一侧的1～2条环节。断面浅黄色，半透明角质状。湿润后无黏性	冰球子
12	黄精	*Polygonatum sibiricum* Red.	根状茎	结节状弯柱形，长3～10cm，直径0.5～1.5cm。结节长2～4cm，略呈圆锥形，常有分枝。表面黄白色或灰黄色，半透明，有纵皱纹，茎痕圆形，直径0.5～0.8cm	黄精
13	滇黄精	*Polygonatum Kingianum* Coll. et Hemsl.	根状茎	肥厚肉质的结节块状，结节长可达10cm以上，宽3～6cm，厚2～3cm。表面淡黄色至黄棕色，具环节，有皱纹及须根痕，结节上侧茎痕呈圆盘状，圆周凹入，中部突出。质硬而韧，不易折断，断面角质，淡黄色至黄棕色。嚼之有黏性	黄精
14	多花黄精	*Polygonatum cyrtonema* Hua	根状茎	长条结节块状，长短不等，直径0.8～1.5cm，常数个块状结节相连。表面灰黄色或黄褐色，粗糙，结节上侧有突出的圆盘状茎痕	黄精

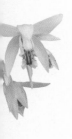

编号	名称	拉丁学名	入药部位	性状	药材
15	玉竹	*Polygonatum odoratum*（Mill.）Druce	根状茎	长圆柱形，略扁，少有分枝，长4~18cm，直径0.3~1.6cm。表面黄白色或淡黄棕色，半透明，具纵皱纹和微隆起的环节，有白色圆点状的须根痕和圆盘状茎痕。质硬而脆或稍软，易折断，断面角质样或显颗粒性。嚼之发黏	玉竹
16	知母	*Anemarrhena asphodeloides* Bunge	根状茎	呈长条状，微弯曲，偶有分枝，长3~15cm，直径0.8~1.5cm。表面黄棕色至棕色，具紧密排列的环状节，节上密生黄棕色的残存叶基，下面有凹陷或突起的点状根痕。质硬，易折断，断面黄白色。嚼之带黏性	知母

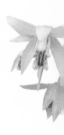

第6章

白及现代研究与应用

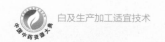

一、化学成分

迄今为止，已经从白及中分离出90多种化合物，其中包括联苄类、二氢菲类、联菲类、联菲醚类、菲并吡喃类、联苄葡萄糖苷类、甾体、三萜等。

1. 联苄类

已经分离得到17种联苄类化合物，分别是：3，3′-二羟基-2，6-二（对-羟苄基）-5-甲氧基联苄；2，6-二（对-羟苄基）-3′，5-二甲氧基-3-羟基联苄；3，3′-二羟基-5-甲氧基-2，5′，6-三（对-羟苄基）联苄；3，3′，5-三甲氧基联苄；3，5-二甲氧基联苄；3，3′-二羟基-4-（对-羟苄基）-5-甲氧联苄；3，3′-二羟基-2-（对-羟苄基）-5-甲氧联苄；3′，5-二羟基-2-（对-羟苄基）-3-甲氧联苄；blestritin A；blestritin B；blestritin C；3，3′-二羟基-5，4′-二甲氧基联苄；bulbocodin；bulbocodin D；gymconopin D；5-羟基-4-（对羟基苄基）-3′，3-二甲氧基联苄；3′，3-二羟基-5-甲氧基联苄。

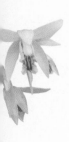

2. 菲类

菲类是目前报道从白及块茎中分离得到的化合物最多的成分，共28种化合物，分别是：4，7-二羟基-1-（对-羟苄基）-2-甲氧基-9，10-二氢菲；4，7-二羟基-2-甲氧基-9，10-二氢菲；1，6-二（4-羟基苄基-）4-甲氧基-2，7-二羟基-9，10-二氢菲；3-（4-羟基苄基）-4-甲氧基-2，7-二羟基-9，10-二

氢菲；2，4，7-三甲氧基9，10-二氢菲；2，7-二羟基-1，3-二（对-羟苄基）-4-

甲氧基-9,10-二氢菲；2,7-二羟基-1-（对-羟苄基）-4-甲氧基-9,10-二氢菲；2，

7-二羟基-4-甲氧基-9，10-二氢菲；白及醇A；白及醇B；白及醇C；白及双菲

醚A；白及双菲醚B；blestriarenes A；blestriarenes B；blestriarenes C；白及联菲醇

A；白及联菲醇B；白及联菲醇C；1-（对-羟苄基）-2，7-二羟基-4-甲氧基菲；

2，4，7-三甲氧基菲；2，3，4，7-四甲氧基菲；1，8-二（4-羟苄基）-2，7-

二羟基-4-甲氧基菲；1-（对-羟苄基）-2，7-二羟基-4，8-二甲氧基菲；2，7-

二羟基-4-甲氧基菲；2，7-二羟基-3，4-二甲氧基菲；3，7-二羟基-2，4-二

甲氧基菲；白及菲螺醇。

3. 糖苷类

已经分离得到的糖苷类化合物有20个，分别是：2，7-二羟基-4-甲氧基

菲-2-*O*-葡萄糖苷；2，7-二羟基-4-甲氧基菲-2-*O*-葡萄糖二苷；2，7-二羟

基-2，4-甲氧基菲-3-*O*-葡萄糖苷；2，7-二羟基-1-（4'-羟苄基）-4-甲氧

基-9，10-二氢菲-4'-*O*-葡萄糖苷；dactylorhin A；dactylorhin E；gymnoside Ⅰ；

gymnoside Ⅱ；militarine；白及多糖B；bletilnoside A；bletilnoside B；3-*O*-β-D-

glucopyranosyl-3-epiruscogenin；3-*O*-β-D-glucopyranosyl-3-epineoruscogenin；

（20S，22R）-1β，2β，3β，4β，5β，7α-hexahydroxyspirost-25（27）-en-6-one；

胡萝卜苷；3'-羟基-5-甲氧基联苄-3-*O*-β-D-吡喃葡萄糖苷；7-羟基-4-甲氧

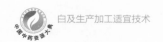

基菲-2-β-D-葡萄糖苷；4-甲氧基菲-2,7-O-葡萄糖二苷；7-羟基-2,4-二甲氧基菲-3-O-β-D-葡萄糖苷。

4. 花色素类

白及花部位提取出5个花色素，分别是：Bletilla anthocyanin 1；Bletilla anthocyanin 2；Bletilla anthocyanin 3；Bletilla anthocyanin 4；3-O-（β-glucopyranoside）-7-O-［6-O-（4-O-（6-O-（4-O-（β-glucopyranosyl）-trans-caffeoyl）-β-glucopyranosyl）-trans-caffeoyl）-β-glucopyranoside］。

5. 甾类

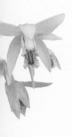

从白及中提出6个甾类化合物，分别是：β-谷甾醇棕榈酸酯；豆甾醇棕榈酸酯；β-谷甾醇；4-氯-β-谷甾酮；3-表-新罗斯考皂苷元，3-表-罗斯考皂苷元。

6. 三萜类

从白及中提出5个三萜化合物，分别是：环巴拉甾醇、24-亚甲基-环阿屯醇棕榈酸酯、cylcloneolitsol、环水龙骨甾烯酮、环水龙骨甾烯醇。

7. 其他成分

另外还从白及中分离得到有一些其他的酸、酚等化学成分，分别是：山药素；甲基山药素；对羟基苯甲酸；原儿茶酸；肉桂酸；对-羟基苯甲醛；1,8-二羟基-3-甲氧基-6-甲基蒽醌；3-（4-羟基-3-甲氧基苯）-反式丙烯酸二十六醇酯；大黄素甲醚；丁香树脂酚；咖啡酸。

新鲜块茎另含白及甘露聚糖（bletillamannan），是由4份甘露糖（mannose）和1份葡萄糖（glucose）组成的葡配甘露聚糖。

二、药理作用

（一）药理功效

目前对于白及的药理研究，主要集中于止血、抗菌、促进皮肤修复等方面，其他药理活性也给白及传统应用和新领域的开发研究提供了充分的科学依据。

1. 止血作用

白及块茎浸出液经动物实验表明，对实质性器官（肝、脾），肌肉，血管出血外用止血效果良好。家兔用试管法及毛细血管法均证明静注2%白及胶液1.5ml/kg，可显著缩短凝血时间，并加速红细胞沉降率。目前对其止血作用机制普遍认为，白及提取物能增强血小板第Ⅲ因子的活性，缩短凝血酶生成时间，抑制纤维蛋白酶的活性，也能使细胞凝聚，形成人工血栓而止血。另有研究显示，白及正丁醇与水提部位有止血作用，而乙酸乙酯提取部位则能够延长凝血、出血时间，具有活血的作用，这与正丁醇和水提部位能显著升高腺苷二磷酸诱导的血小板最大聚集率、乙酸乙酯部位显著抑制腺苷二磷酸诱导的血小板聚集有关。白及多糖能够增加大鼠血小板聚集率，缩短凝血

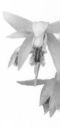

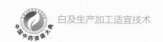

酶原时间和凝血酶时间，增加纤维蛋白原、血栓素B_2含量，从而发挥其止血功能。

2. 促进造血作用

白及多糖对功能低下的骨髓有促进造血的作用。药理实验研究结果发现，白及多糖不仅能够促进小鼠骨髓细胞增殖以及IL-2的分泌，还能促进小鼠外周雪白细胞数量的升高和骨髓有核细胞数和脾集落细胞数的迅速恢复。

3. 抗菌作用

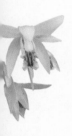

研究显示，白及具有明显的抑菌活性，且对革兰阳性菌抑菌活性较强。抑菌活性部位主要位于脂溶性的醇提物中，以乙酸乙酯提取部位活性最强，正丁醇提取部位次之，水提物基本无抑菌效果。采用白及粉凝胶体介入治疗肺外淋巴结结核，可提高药物浓度，能有效地抑制和杀死耐药结核杆菌；白及凝胶剂介入治疗增殖型支气管结核，阴转率高于对照组。构效关系研究发现，氧基能够降低其抗菌活性，而对-羟苄基能够增强活性。

4. 抗氧化作用

体外实验显示，白及中性多糖能显著抑制羟自由基的产生，25μl/ml浓度时，即显示较强清除羟自由基的能力，并呈明显的量效关系，低浓度下即可有效抑制H_2O_2诱导的红细胞溶血，100μg/ml时抑制率可达31%。白及多糖灌胃160、

80mg/kg，能增加D-半乳糖衰老模型小鼠的体重，升高心、脑、肾、肝等组织中SOD活性。实验结果均表明白及具有较强的抗氧化作用。

5. 促进伤口愈合作用

由于表皮的损伤愈合一般经过角质形成细胞的激活、游走、增生及基底膜的修复等过程，其中角质形成细胞的游走，在伤口早起愈合中起着关键的作用。通过利用不同浓度的白及培养基对小鼠皮片进行培养，发现白及浓度为20μg/ml 和2μg/ml时，小鼠皮片角质形成细胞的游走比对照组显著地增快和增长。另有研究显示，白及多糖能够促进人类脐静脉内皮细胞生长，促进血管内皮细胞生长因子的表达，作用机制与刺激巨噬细胞产生诱导型一氧化氮合酶（induced NOS，iNOS）、肿瘤坏死因子-α（tumor necrosis factor-α，TNF-α）、白细胞介素-1β（interleukin-1β，IL-1β）mRNA水平增加相关，并且能够增加这些细胞因子的产生。另外，白及多糖也能够通过促进表皮生长因子表达，缓解炎症反应，促进伤口愈合。动物药理实验研究显示，白及可以使大鼠背部切割伤创面平均愈合时间提前，同时，能提高创面组织中羟脯氨酸含量和蛋白质含量，并提高伤口巨噬细胞数量。利用白及提取物制成新型敷料用于伤口愈合治疗也已有报道，主要能够促进L929纤维母细胞的生长，为细胞提供有效的支撑附着和生长，促进伤口上皮的形成和重建，且从伤口出剥离时，不会引起新生组织的再损伤。

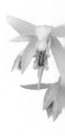

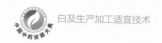

6. 抗胃溃疡作用

白及多糖抗炎、镇痛作用良好，对实验性胃溃疡有较好治疗作用，如能明显降低乙酸、乙醇所致慢性溃疡引起的胃黏膜损伤，并促进溃疡愈合的作用；对应激性胃溃疡也具有显著治疗效果，同样能降低大鼠幽门结扎、束缚水浸应激型所致的急性胃溃疡愈合，以上作用主要与白及多糖能增加胃黏膜黏液含量，减少胃液分泌量，降低胃蛋白酶活性，增加血清SOD活性，降低血清MDA水平有关。

7. 抗溃疡性结肠炎作用

白及多糖能够促进噁唑酮诱导的小鼠溃疡性结肠炎肠黏膜修复和抑制机体炎症，并恢复免疫平衡的作用。其作用机制可能与抑制肿瘤坏死因子α（tumor necrosis factor-α，TNF-α）、核因子κB（nuclear factor-κB，NF-κB）表达，上调白细胞介素10（interleukin-10，IL-10）水平有关。白及多糖对巨噬细胞也有一定的免疫调节能力，可通过抑制巨噬细胞活性而影响淋巴细胞的活化及相关细胞因子的分泌，缓解炎症症状。此外，发现日本大耳白兔胆管中分离出成纤维细胞，胞体大小、突变量、增殖活性会随白及胶浓度的增高而降低。白及胶对成纤维细胞形态的影响及活性的抑制作用，也有可能是白及胶防治腹腔粘连的机制之一。

8. 调节免疫作用

白及多糖能够增加免疫因子的表达，对非特异性免疫和特异性免疫均有促

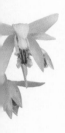

进作用。实验研究发现白及多糖能够显著提高免疫抑制小鼠的吞噬指数，并能显著增强T淋巴细胞和B淋巴细胞的增殖能力；能提高氯化钴诱导角质形成细胞的存活率具有剂量依赖性；且能改正宫颈糜烂大鼠紊乱的免疫状态，有调节免疫功能的作用。

9. 抗矽肺作用

白及多糖具有一定的延缓或抑制矽肺病变的发展，其作用机制与抑制肺组织中羟脯氨酸的生成有关。如能显著降低矽肺大鼠的肺湿重，能显著降低肺组织中羟脯氨酸的含量。

10. 抗肿瘤作用

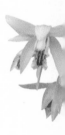

近年来，白及被逐渐应用于肿瘤的治疗。研究显示，有效成分主要为块茎中的糖类成分。白及葡萄糖注射液对二甲氨基偶氮苯（DAB）诱发的大鼠肝癌有明显的抑制作用；白及多糖对大鼠瓦克癌（W256）、小鼠子宫癌（U14）、小鼠艾氏腹水癌、肝癌、肉瘤180均有抑制作用。另有研究显示，白及的不同活性部位对各种肿瘤具有不同的效果，如白及醇提物能诱导HL-60细胞凋亡，其中三氯甲烷层能明显抑制小鼠黑色素瘤B16细胞生长；白及水提物能显著抑制小鼠S180肉瘤的生长，促进肿瘤细胞的凋亡，另外白及水提物还能有效延长H22腹水型肝癌小鼠的生存时间，促进小鼠骨髓细胞增殖以及白细胞介素-2（IL-2）的分泌。

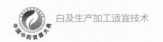

11. 其他药理作用

白及对实验性犬胃及十二指肠穿孔有明显治疗作用，可迅速堵塞穿孔，阻止胃内容物外漏并加速大网膜的遮盖；白及多糖与左氧氟沙星联用治疗实验性细菌性角膜炎，能够增强左氧氟沙星渗透能力，增强其抗菌活性；白及、丹皮酚可用于预防口腔疾病，集消炎、杀菌、止血、美白功能于一体；白及多糖制成的代血浆促进血压的迅速回升，且不会引起过敏；白及纤维根提取的总酚具有抗氧化活性；白及多糖显著促进角膜对药物的吸收，可作为一种具有应用前景的"活性"滴眼液辅料。

（二）药理毒性

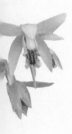

1. 急性毒性

白及多糖和甘露糖的急性毒性药理研究显示：小鼠灌胃白及多糖的半数致死剂量（LD_{50}）大于10g/kg，口服较安全；白及甘露聚糖静脉注射、腹腔注射小鼠的LD_{50}分别为595mg/kg和804mg/kg，灌胃的最大给药量是2000mg/kg。

2. 其他毒性

其他药理毒性研究显示：将白及多糖反复多次直接涂布于新西兰兔皮肤，刺激指数为11.0，病理积分均值2.0，无刺激性；将白及多糖涂于豚鼠局部封闭涂皮法诱导2周的皮肤，持续6小时激发接触24小时和48小时，不引起皮肤变态反应；利用封闭式贴试验法将白及多糖贴于人体皮肤24、48、72小时，均未引起不良反应。以上实验说明，白及多糖无明显皮肤刺激毒性。

三、应用

（一）临床常用

白及作为一种止血中药，具有止血收敛、消肿生肌的功效，传统应用于多种内伤血证、外科血证及溃疡肿毒。《神农本草经》曰："主痈肿恶疮败疽、伤阴死肌、胃中邪气、贼风鬼击、痱缓不收。"《本草汇言》曰："白及，敛气、渗痰、止血、消痈之药也。此药质极黏腻，性极收涩，味苦气寒，善入肺经。凡肺叶破损，因热壅血瘀而成疾者，以此研末日服，以坚敛肺藏，封填破损，痈肿可消，溃破可托，死肌可去，脓血可洁，有托旧生新之妙也。"

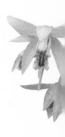

1. 出血症

本品质黏味涩，为收敛止血之要药，可用治咳血、衄血、吐血、便血及外伤出血等体内外诸出血证。治诸内出血证，用单味研末，糯米汤调服；治外伤或金刃创伤出血，可单味研末外掺或水调外敷，治金疮血不止，以之与白蔹、黄芩、龙骨等研细末，掺疮口上。因其主归肺、胃经，故尤多用于肺、胃出血之证。治疗胃出血之吐血、便血，常配清热收敛凉血止血之品，如《古今医彻》白及汤，以之与茜草、生地、丹皮、牛膝等同用；治疗肺痨咳血，常配化瘀止血的三七。可白及研末冷水调，用纸花贴鼻窍中，如《朱氏集验方》白及膏。

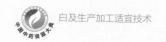

2. 痈肿疮疡、水火烫伤、手足皲裂、肛裂

本品寒凉苦泄，能消散痈肿，味涩质黏，能敛疮生肌，为外疡消肿生肌的常用药，内服与外用皆宜。治疗痈肿疮疡，未溃或已溃均可，初起可配伍清热解毒消痈之品，如《外科正宗》内消散，以之与银花、皂刺、乳香等同用；若疮痈已溃，久不收口者，单用本品研末外掺，也可与贝母、轻粉为伍，如《证治准绳》生肌干脓散；治水火烫伤，可以本品研末，用油调敷，或与白及粉、煅石膏粉外用。治手足皲裂、肛裂，可以之研末，麻油调涂，能促进裂口愈合。

（二）现代医学应用

现代临床常应用于肺结核、百日咳、支气管扩张、矽肺和胃、十二指肠溃疡出血或急性穿孔等疾病的治疗，同时外用还可治疗外伤出血、烧烫伤、手足皲裂等。

1. 治疗肺结核

白及对各型肺结核均有较好的治疗效果。通过临床观察发现，在对60例久治不愈的肺结核患者服药后，42例临床治愈，X线显示病灶完全吸收或纤维化，空洞闭合，血沉正常，痰菌阴性，临床症状消失；13例病情明显得到改善；2例无改变。在对40例有空洞的浸润型及厚壁空洞患者服药后，24例空洞闭合，12例明显缩小，16例病灶吸收好转，说明白及对于酪性病变为主的浸润型肺结核具有较好的疗效，尤其在咳嗽、咳血等症状方面治疗效果更加明显。

2. 治疗百日咳

白及在治疗百日咳方面具有一定的疗效。通过临床对百日咳患者进行白及粉内服，发现在治疗的89例患者中，有37例在5天内症状显著减轻，15例于10天内显著减轻，6例无效，31例中断治疗。

3. 治疗支气管扩张

支气管扩张是指支气管持久性扩张并伴有支气管壁的破坏。是胸外科最常见的呼吸道慢性化脓性疾病，在病理上支气管壁受毁损，呈持久不可逆的扩张变形，同时伴有周围肺组织的慢性炎症。服白及粉治疗，成人每次服2～4g，每日3次，3个月为一疗程。在通过治疗的21例患者，经1～2个疗程，痰量显著减少，咳嗽减轻，咯血得到控制。

4. 治疗矽肺

临床上矽肺患者通过服用白及片能明显减轻或消除胸痛、气急、咳嗽、吐黑痰、咯血等症状，体重增加，肺功能改善，血液枸橼酸钠反应有所改进。

5. 口腔溃疡

以中药白及为成膜材料，先制成白及胶基质，然后将肿节风、三七、板蓝根、冰片等为主的几种中药粉末拌入白及胶中制成膜剂，使用时根据溃疡大小剪膜贴于患处，每日3～4次。在接受治疗3～7天后，100例患者中显效73例，

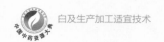

好转22例，总有效率为95%。

6. 治疗胃、十二指肠溃疡出血

胃、十二指肠溃疡患者其溃疡处黏膜屏障已被破坏，白及因具有高黏性，易在溃疡处形成一定厚度的膜状物，附着在溃疡面上，阻止酸、蛋白酶及其他理化因素对溃疡的进一步侵袭，有利于溃疡的愈合及修复，同时发挥其收敛、止血、生肌疗效。临床观察，69例病患通过每日服白及粉3～4次，大便转黄和潜血转阴的平均时间分别为5.17天和6.5天。

7. 治疗胃、十二指肠溃疡急性穿孔

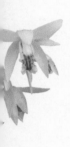

白及对急性溃疡穿孔或穿孔前溃疡症状不严重的治疗具有明显疗效。临床上首先通过胃管对胃内容物进行抽尽，然后以冷开水快速吞服白及粉的方式进行治疗。在观察的29例患者中，23例病情明显得到改善。白及具有高度的黏性，可能在胃内形成具有一定厚度的胶状膜，从而使穿孔堵塞，胃内容物停止外溢。但亦有报道指出：服用白及后增加胃内容，促进了胃的蠕动，妨碍了大网膜的包绕和肝的覆盖，甚至有使包绕的网膜再度脱落的流弊；服用白及时的吞咽动作和恶心、呃逆足以增加腹内压，可使穿孔扩大和再穿孔；服用白及若不成功，白及糊流入腹腔，因其具有黏性，给手术清理腹腔带来困难，甚至促成术后肠粘连，故认为白及疗法并不理想。治疗过程中，抗休克、补液、输血及抗生素的使用等与一般常规处理同，同时必须强调严格观察全身和局部症状的演变。

8. 治疗结接性瘘管

白及外敷，具有吸收与排出局部分泌物，恢复和增强功能，促进肉芽组织新生，清洁伤口，加速愈合等作用。临床上根据分泌物多少每日敷药1次或隔日1次，分泌物减少后可改为每周1次或2次，通常敷药15次左右即渐趋愈合。药粉须送入瘘管深部并塞满，如瘘管口狭小可先行扩创，清除腐败物。在接受治疗的10例肺结核并发结核性瘘管患者中，经敷药12～30次均治愈。其愈合后的瘢痕无特别隆起，且未见复发。

9. 溃疡性结肠炎

采用西药口服，加用白及合剂灌肠的中西结合法治疗溃疡性结肠炎，具有显著疗效。在口服柳氮磺胺吡啶和甲硝唑的基础上，加用由白及20g、三七10g、紫珠草10g，开水调制成100ml的白及合剂，灌肠。15天为1疗程，治疗3疗程后，在接受治疗的50例病人中，有效率高达98%。另有研究显示，通过内服雷尼替丁和次枸橼酸铋，局部利用甲硝唑、白及粉、普鲁卡因、氢化可的松加生理盐水调配进行灌肠给药，每晚1次，连续给药1个月后在接受治疗的25例病人中，有效率为89%。

10. 治疗肛裂

利用白及粉制成的黄白色胶浆加入石膏粉调制成的白及膏，对肛裂治疗效果明显。临床观察的11例肛裂患者，通过3个月的白及膏治疗全部痊愈，其中9

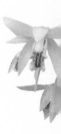

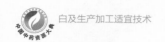

例于第1次换药后便血消失，2例括约肌痉挛，经敷药1次后括约肌松弛，能顺利塞药，第2次换药便血即止。敷药后，第1～2次大便时全部无痛或疼痛减轻；6～10日，肉眼观察创面，全部愈合。利用医用滑石粉和白及粉各半，消毒后用棉花或纱布将滑石白及粉涂于肛门裂处，并用手轻轻按摩长强穴数次，至肛门周有发热感为宜，同时口服人参健脾丸及麻子仁丸。在接受治疗的100例病患中，治愈94例，明显好转6例。利用白及、冰片、蜂蜜制成的白及膏外涂行内括约肌切断术的肛裂患者86例，均在4～72小时术后疼痛消失，5～15天肛裂愈合。以上获效原因主要是敷药后能很快使肛门括约肌松弛及止痛止血，同时其润滑、保护创面、促进生肌的作用加速了肛裂愈合。

11. 治疗烧伤及外科创伤

将柏虎白及散研磨过筛，灭菌后直接均匀扑散于已清洁创面，每日2～3次。对于渗出不多或只有红肿热痛的创面以及进行扑散后再无渗出的创面，可将药粉用麻油调成均匀的糊状后均匀涂抹创面，每日1～4次，接受该疗法的92例病患，经9～23天治疗后均痊愈。另有临床研究发现，新鲜白及去皮后熬制的白及胶浆，对治疗占体表面积约20%以内的局部外伤或第一、二度烧伤具有明显疗效。9例烧伤患儿（平均伤面为8%），2例阑尾手术切口及38例外伤患者（伤面平均为11%），均经1～3次治愈。白及胶浆用于一般外科创伤及烧伤，其治疗作用可能是：①通过神经反射机制而增强机体的防卫能力，刺激肉芽组织增生；②对葡萄球菌及链球菌具有抑菌作用，且可在局部形成保护膜，能控制及防止感染；③可缩短血凝时间，减少出血，从而有利于创面的愈合。

12. 治疗体癣

将白及研成细粉，加适量白醋调成糊状，用消毒刀片将其涂布于刮去鳞屑的病灶上。每日早晚各1次，5天为1疗程，有感染者酌情加服抗生素，在接受治疗的410例病患中，总有效率为90%。

13. 治疗肿瘤

随着白及药理性质研究的不断深入，临床上利用白及作为栓塞剂用于治疗各种肿瘤的报道也逐渐增多。目前主要应用于肝癌、子宫肌瘤、肾错构瘤、骨骼肿瘤和脾脏的肿瘤等。1996年白及首次应用于栓塞肝动脉治疗无手术指征的肝癌患者，显示出白及粉颗粒具有强大的永久性、中心性血管栓塞作用，可使肿块坏死、缩小显著，甲胎蛋白浓度下降明显，无一例出现血管再通现象，效果明显优于明胶栓塞。另有研究显示，在106例中晚期肝癌患者进行白及粉栓塞化疗与常规肝动脉灌注化疗疗效的对比研究中，虽然2种方法术后对肿瘤大小改变无统计学意义，但是白及组累计生存率显著优于常规组；在16例子宫肌瘤患者使用白及微粒加明胶海绵条作为栓塞剂栓塞两侧子宫动脉，阻断供养肿瘤的血管，术后所有患者临床症状明显缓解，月经恢复正常或减少，贫血症状明显改善，肌瘤显著缩小，总有效率达80%，无并发症发生；在15例中晚期肾

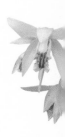

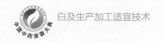

恶性肿瘤术前实施白及肾动脉栓塞术，术后经影像对比检查，肿瘤均有不同程度的缩小，所有患者均获再次手术切除机会，且术中易剥离，出血少。

14. 其他

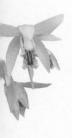

用白及制成的止血粉，对某些手术的皮肤、肌层切口的小血管出血和渗血有较好的止血效果，对拔牙后的止血效果更佳。应用白及粉治疗血吸虫病晚期的食管、胃静脉曲张出血，以及出血性紫癜，均有一定疗效。另有研究报道，以白及黏胶质部分制成白及代血浆，经动物实验对失血性休克具有一定疗效，与右旋糖酐有相类似的作用；临床试用有维持血容量及提高血压的效果。未发现抗原性，亦无明显副作用，无热原反应，对肝肾功能、血象、出血时间、凝血时间均无影响。试用时，有3人曾发生一过性的轻度发热（37.5℃以下），另有1人于第5次注射时曾发生过敏反应。上述情况可能与制剂不纯有关。

（三）用法用量

煎服，6～15g，大剂量可用至30g；亦可入丸、散，入散剂，每次用2～5g；研末吞服，每次1.5～3g；外用适量。

（四）使用注意

不宜与川乌、制川乌、草乌、制草乌、附子同用。已有研究发现，生川乌与白及配伍煎煮时双酯型生物碱含量较生川乌单煎有明显升高。

四、市场动态

传统上白及一直为次常用中药，药用量不大，在中药商品中属于三类药材小品种。20世纪50年代的市场用量仅为160~280吨，直到80年代才增长为320~420吨。从90年代中期开始，白及在现代医药领域中的用途日渐拓宽，以白及为主要原料的新药，如"快胃片""白及颗粒冲剂""白及糖浆"等不断被开发，并且《中国药典》2015年版一部收载含白及的中成药就有10余种，其中仅"胃康灵胶囊""快胃片"的生产年消耗白及药材500吨以上；因白及所含的白及胶具备功能缓释性、局部滞留性、自身降解性、无刺激性、无不良反应、资源丰富、廉价易得等辅料特性，使白及胶成为目前用途最为广泛的天然药用辅料；另外，白及也广泛用于食品工业、烟草工业、化学工业（包括高档美容产品）等。因此，目前白及药材年需求量已超过3000吨，比20年前增长了10~15倍，白及也从小三类品种的用量增长为中等品种的用量，成为大规模种植首选的中药材之一。

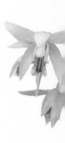

白及药材市场的转变，也为白及栽培市场迎来了新天地。在国内的中药材市场，以贵州、安徽、广西白及为优，栽培白及的产地有贵州安顺地区的紫云、镇宁，黔南地区的惠水，兴义地区的普定，遵义地区的正安等县，但栽培量均不大。正安县目前建成有白及规范化基地1030亩，亩产白及150~250kg，

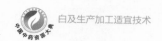

平均亩产达176.5kg。但仍然难以满足白及药材的市场需求，因此白及的价格也随之一路上扬。20世纪80年代，白及市价为4～6元/千克；而从21世纪开始，白及价格就翻了3倍以上，2001～2004年，白及价格在14～25元/千克；2005～2006年，35～42元/千克；2007～2008年已达80～95元/千克；2011～2012年，170～230元/千克；2013年，价格290～550元/千克，优质选货560元/千克；2014～2015年，500～600元/千克；目前市价已高达800～850元/千克。

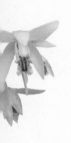

参考文献

［1］国家药典委员会.中华人民共和国药典（一部）［M］. 北京：中国医药科技出版社. 2015：103.

［2］中国科学院中国植物志编辑委员会. 中国植物志.（第十八卷）［M］. 北京：科学出版社. 1999：47-51.

［3］吴明开，刘作易. 贵州珍稀药材白及［M］. 贵阳：贵州科技出版社. 2013.

［4］彭成. 中华道地药材（上册）［M］. 北京：中国中医药出版社. 2011：151-162.

［5］宋晓平. 最新中药栽培与加工技术大全［M］. 北京：中国农业出版社. 2002：123-126.

［6］连细春. 杉木林冠下白及人工栽培技术研究［J］. 中国农业信息月刊，2014，（6）：9.

［7］罗双林. 不同郁闭度和坡度对毛竹林下套种白及的影响［J］. 安徽林业科技，2016，42（3）：14-15.

［8］徐忠志，黄春球，陈翠，等. 一种白及与云木香间种的方法：中国，CN101884284A［P］. 2010-11-17.

［9］刘文彬. 白及仿野生种植［J］. 云南农业，2016，（6）：27-29.

［10］姚斌. 中药白及名称沿革考［J］. 文史杂谈，2016，（6）：112-115.

［11］任华忠，何毓敏，杨丽. 白及化学成分与其药理活性研究进展［J］. 亚太传统医药，2009，5（2）：134-140.

［12］孙爱静，庞素秋，王国权. 中药白及化学成分与药理活性研究进展［J］. 环球中医药，2016，9（4）：507-511.

［13］李裕波，林进令，刘志明. 白及作为血管栓塞剂的应用［J］. 介入放射学杂志，2010，19（10）：835-838.

［14］朱平，丁国华. 白及临床应用进展［J］. 时珍国医国药，1999，10（4）：309-311.

［15］张龙霏，胡晶红，张永清. 白及药理研究进展［J］. 中国现代中药，2014，16（1）：83-89.

［16］饶文龙，张浩，张熹玮，等. 白及药理作用研究进展［J］. 上海中医药杂志，2015，49（8）：91-93.

［17］杨铠银. 白及药理作用研究进展［J］. 科技展望，2016，（24）：312.

［18］张智慧，刘大会，朱新焰，等. 白及种子质量检验方法研究［J］. 中国中药杂志，2016，41（11）：2045-2048.

［19］张亦诚. 白及的生物特性及栽培技术［J］. 农业科技与信息，2007，（10）：45.

［20］张满常，段修安，王仕玉，等. 白及中药材栽培技术研究进展［J］. 云南农业科技，2015，（5）：61-63.

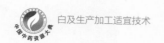

［21］叶静，郑晓君，管常东，等．白及的无菌萌发与组织培养［J］．云南大学学报，2010，32（S1）：422-425．

［22］鞠康，刘耀武，王甫成，等．安徽亳州中药材市场白及品种调查［J］．中国民族民间医药，2011，（9）：22-23．

［23］周涛，江维克，李玲，等．贵州野生白及资源调查和市场利用评价［J］．贵阳中医学院学报，2010，32（6）：28-30．

［24］何凤兰，谭梅英，李灿军，等．均匀设计优选白及多糖的提取工艺［J］．湖南中医杂志，2015，31（3）：156-157．

［25］刘文龙，宋凤瑞，刘志强，等．川乌与半夏、瓜蒌、贝母、白蔹、白及配伍禁忌的化学研究［J］．化学学报，2010，68（9）：889-896．

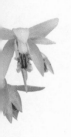